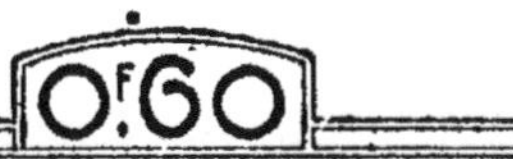

CONSULTATIONS MÉDICALES FRANÇAISES

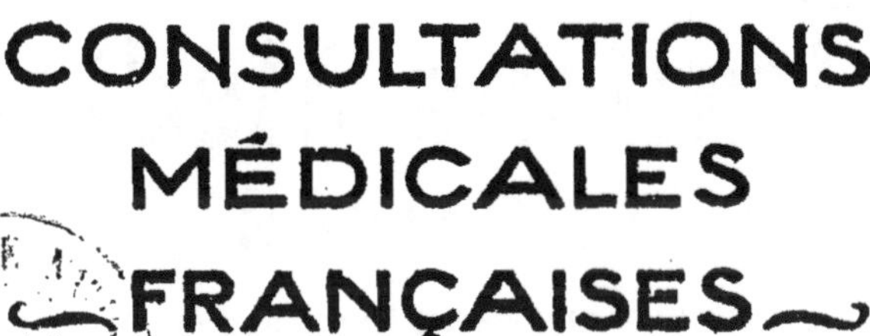

N° 40

LES HÉMATURIES

INDICATIONS THÉRAPEUTIQUES
ET MÉDICATIONS QUI LES REMPLISSENT

Par le D' J. VIRES

PROFESSEUR DE THÉRAPEUTIQUE
A LA FACULTÉ DE MONTPELLIER
MÉDECIN DE L'HOPITAL GÉNÉRAL

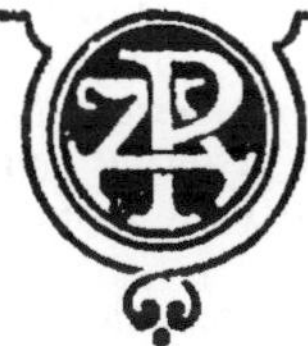

· PARIS ·

A. POINAT - EDITEUR

21 · RUE · CASSETTE · VIe

Consultations Médicales

FRANÇAISES

Chaque fascicule est vendu séparément (envoi franco) . . **0 fr. 60**

LES HÉMATURIES

INDICATIONS THÉRAPEUTIQUES ET MÉDICATIONS QUI LES REMPLISSENT

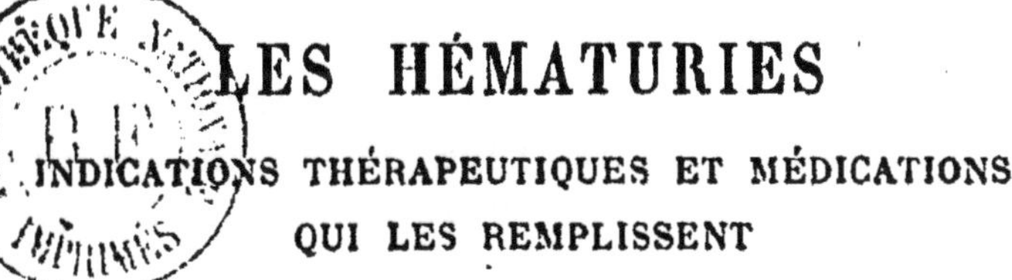

Par le Dʳ J. Vires,
Professeur de thérapeutique à la Faculté de Montpellier,
Médecin de l'Hôpital général.

I. — DÉFINITION — CONSIDÉRATIONS GÉNÉRALES SÉMÉIOLOGIE

Lorsque les urines d'un malade renferment du sang, on dit que ce malade est un hématurique.

Or, l'appareil urinaire saigne avec la plus grande facilité, et il saigne avec abondance : de là, la fréquence et l'importance du symptôme hématurie.

Le premier problème à résoudre, chez le malade qui pisse du sang, soit qu'il se plaigne, soit que le clinicien le soupçonne, c'est la constatation de la présence réelle et objective du sang dans les urines.

A) *Or, reconnaître la présence du sang dans les urines n'est pas toujours chose facile.* — Les urines hématiques ont des aspects différents. On peut les classer, cliniquement, en deux types.

Celles du premier type sont roses, rouge vif, groseille, rouge grenat. Elles laissent déposer un sédiment qui est rouge foncé, et au-dessus duquel elles s'éclaircissent et se décolorent partiellement.

Le microscope montre dans le dépôt des globules sanguins peu altérés.

Celles du second type sont teinte feuille-morte, brunâtre, brun noirâtre. Elles ne laissent pas déposer de sédiment. Elles ne se décolorent pas par le repos.

Le microscope permet d'y retrouver des hématies très altérées, partant très difficiles à identifier.

Les premières, du type rouge, traduisent une hématurie récente, brusque, abondante.

Les secondes, du type brun, indiquent un suintement sanguinolent, prolongé dans une urine stagnante.

Ces données sont très générales.

L'examen des urines et du dépôt que l'on obtient après centrifugation, à l'aide du microscope, du spectroscope, et des diverses réactions chimiques, sera toujours nécessaire pour compléter le diagnostic et pour le préciser.

Il ne faut pas oublier, d'abord, que certaines substances colorantes, la rhubarbe, le séné, les pigments biliaires, le salol, l'acide phénique, l'hémoglobine dissoute, donnent à l'urine une coloration rouge ou brune qui simule l'hématurie.

En ces cas, l'examen microscopique fixera le diagnostic en montrant l'absence de globules sanguins et l'examen chimique le rendra définitif.

Au microscope, avec, ou sans centrifugation, les résultats seront différents, suivant que l'hématurie sera du premier ou du second type.

Dans le premier type (urines rouges), les globules sanguins ont leurs dimensions, leurs formes, leur coloration normales : petits disques ronds de 7 μ de diamètre, à contours nets, avec, à leur centre, une partie opaque, traduisant leur forme biconcave quand on les regarde de face, nettement biconcave quand ils se présentent par le côté; mobiles dans le liquide, et généralement isolés; ne s'agglomérant guère en grumeaux et en filaments comme les leucocytes.

Les hématies sont d'une couleur jaune rose très pâle.

A côté de ces hématies normales, sont d'autres hématies, déformées, crénelées, dentelées, en forme de pommes épineuses.

Colorez avec le picro-carmin : celui-ci teintera les leucocytes et les épithéliums sans modifier les hématies.

Fixez sur lamelle par l'alcool et l'éther; colorez au bleu de Löffler, et vous verrez les hématies de teinte vert pâle, tandis que leucocytes et bactéries seront de coloration bleue.

Dans le second type (urines brunes), les hématies ont perdu toute forme différentielle. Pénétrées par le liquide dans lequel elles ont stagné et qui a dissous l'hémoglobine, elles sont devenues incolores, de grosseur inégale, petites sphérules multiformes et informes.

Les réactions chimiques permettront alors de retrouver le sang, soit sous forme d'hémoglobine, soit sous forme de cristaux de chlorhydrate d'hémine.

Le spectroscope doit être largement et fréquemment utilisé en clinique.

Prenez le petit appareil d'Hénocque. C'est une lunette qui contient un prisme. Lorsqu'on regarde

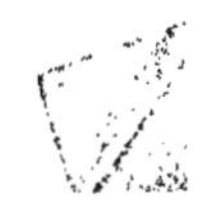

la lumière du jour avec cet appareil, on voit le spectre solaire, avec le violet, l'indigo, le bleu, le vert, le jaune, l'orangé, le rouge et on voit les raies de Fraunhofer *a*, B, C, D, E, *b* et F.

Interposez le liquide hématique entre la lumière du jour et le prisme : vous verrez deux bandes noires au milieu de la partie jaune du spectre, à droite de D et à gauche de E. Ces deux bandes sont caractéristiques de l'oxyhémoglobine.

Réduisez cette oxyhémoglobine en ajoutant au liquide hématique quelques gouttes de sulfhydrate d'ammoniaque, les deux bandes se confondront en une seule. L'unique bande obtenue sera celle de l'oxyhémoglobine réduite, ou bande de Stockes.

Voici d'autres procédés chimiques de recherche et d'identification.

a) A 20 c.c. d'urine, exempte d'iodure [on s'assure que l'urine à examiner ne contient pas d'iodure de la façon suivante : à 10 c.c. d'urine, dans un tube à essai, ajoutez 3 c.c. de sulfure de carbone ou de chloroforme et quelques gouttes d'acide nitrique ou de perchlorure de fer. Agitez. Les dissolvants se colorent en violet, s'il y a des iodures (GUIART et GRIMBERT)], on ajoute 1 c.c. de teinture de résine de gaïac fraîchement préparée et 5 gouttes d'eau oxygénée.

Si l'urine contient de l'hémoglobine, elle se colorera en bleu plus ou moins intense.

b) On acidule 50 c.c. d'urine avec 1 c.c. d'acide acétique et on l'agite avec 25 c.c. d'éther.

L'hémoglobine est transformée en hématine qui passe en solution dans l'éther en le colorant.

L'éther est séparé et peut servir aux essais suivants :

a) Examiné au spectroscope, il donne le spectre

de l'hématine en solution acide. Ce spectre a 4 bandes :
l'une bien nette dans le rouge entre C et D ; deux
autres entre D et E, comme celles de l'oxyhémoglobine, et la 4e, moins distincte, dans le vert bleu,
en F.

b) Évaporé en présence d'une trace de NaCl, il
donne des cristaux d'hémine ou chlorhydrate d'hématine, tablettes rhombiques d'un bleu noir, cristaux
de Teichmann.

c) On traite le résidu de l'évaporation de l'éther
par une trace d'acide azotique qu'on évapore à sic-
cité ; on ajoute au faible résidu une goutte de solution de sulfocyanure de potassium et on obtient la
coloration rouge des sels ferriques (GUIART et GRIM-
BERT).

Les urines hématiques présentent presque toujours
un dépôt. Ce dépôt peut être constitué par du sang
ou par un mélange de sang et d'autres matières.

Il importe d'examiner avec le plus grand soin le
dépôt qui peut englober, dans des mailles ou des
nappes de pus glaireux ou floconneux, des stries
sanglantes.

Quand le dépôt est uniquement sanglant, c'est le
caillot.

Tantôt fins, microscopiques, petits, noirâtres,
filamenteux, les caillots peuvent, par ailleurs, se
présenter de formes variables, de volume considé-
rable, atteignant les dimensions du doigt et même
du pouce. Irréguliers, courts ou allongés, vermiformes, sous l'aspect de sangsues bien gorgées, ils
peuvent traduire la forme de l'organe où ils se sont
fabriqués : ils sont *moulés* sur lui. C'est le cas du
caillot allongé, mince, rappelant la forme et les
dimensions de l'uretère.

N'oubliez pas cependant que le *caillot urétéral*,

que le caillot du *bassinet*, peuvent être, malgré leur forme longue, renflée à la partie moyenne, amincie à une extrémité, parfois bifurquée, *de faux caillots qu'on retrouve chez un malade qui vient d'être sondé, et qui est porteur d'une sonde à demeure.*

La coloration des caillots est noire, rouge foncé, rouge vif : c'est qu'ils sont constitués surtout par des hématies. Ils sont peu résistants. Quelques-uns sont décolorés, grisâtres : ils sont alors formés surtout par de la fibrine filamenteuse, difficilement friables et très résistants.

Les malades les appellent des *morceaux de chair.*

Différenciez ces morceaux de chair par l'examen microscopique : il est, en effet, des fragments de tumeur, rénales, vésicales, prostatiques, qui peuvent être chassées de la vessie au moment de la miction et retrouvés dans l'urine.

Les recherches que nous venons d'exposer sont surtout nécessaires pour l'étude du dépôt.

Mais l'étude du liquide qui surnage celui-ci n'est pas indifférente. C'est ainsi que l'on sait que la dilution du sang dans l'urine est facile.

Elle est d'autant plus facile, complète et persistante que la densité du liquide est moins forte.

Une très petite quantité de sang suffit pour colorer une grande quantité d'urine.

Une coloration très marquée n'est pas synonyme d'une grande quantité de sang.

La coloration est de nuance variable. Voici la gamme du rouge clair, du rouge rose, au rouge éclatant et au rouge sombre. Voici la teinte rosée qui rappelle la teinte que donne à l'eau le sirop de groseilles. Voici les urines brunâtres, feuille-morte, brun noirâtre, de couleur rappelant le mélange de l'urine et du marc de café, de l'urine et de la suie.

B) Nous connaissons maintenant les divers procédés qui nous permettent d'affirmer qu'il y a du
sang dans les urines.

*Nous savons, les ayant employés, qu'il s'agit bien
d'une hématurie.* — Mais, en vérité, rien dans cet
examen des urines sanglantes, aspect, coloration,
caillots, mélange, rien ne peut nous indiquer la
provenance de l'hématurie.

Or, il n'est pas un seul point des voies urinaires
qui ne puisse devenir le point de départ d'une
hémorragie.

L'hématurie, en effet, peut reconnaître pour
causes :

Le traumatisme du rein, de l'uretère, de la vessie,
de la prostate, de l'urètre ;

Les infections du rein, de la vessie, de l'urètre ;

Les lésions organiques, banales ou spécifiques,
du rein, de la vessie et de l'urètre ;

Les corps étrangers du rein, de l'uretère, de la
vessie, de l'urètre ;

Les parasites du rein, de la vessie, de l'urètre.

L'aspect de l'urine et son examen microscopique
peuvent donner des indications, insuffisantes pour
l'examen objectif macroscopique, précises et nécessaires pour l'examen microscopique.

C'est ainsi que le microscope permettra de retrouver, dans les caillots plus ou moins volumineux
sanguins ou dans les concrétions calcaires qui se
déposent au fond du vase, l'œuf de *Schistosomum
Hæmatobium.*

Schistosomum Hæmatobium ou Bilharzie est un
trématode parasite qui vit dans le sang de l'homme
en Afrique, et qui élimine ses œufs à travers les
parois de la vessie, provoquant une hématurie, à

travers les parois du rectum, simulant un syndrome de dysenterie.

L'œuf est ovoïde, légèrement aplati. Il présente à l'une de ses extrémités un éperon terminal assez fin. Il mesure de 150 à 210 μ de longueur et de 45 à 60 μ de largeur. L'éperon mesure 20 μ.

Parfois, dans la *filariose*, dont les formes cliniques sont si diverses, et dans une de ces formes, l'urine émise par le patient est comparable à du lait. De temps en temps, cette urine se teinte de sang et prend la teinte chocolat au lait.

Dans le sédiment urinaire, le microscope permet de découvrir des embryons vermiformes, transparents, longs de 125 à 200 μ, larges d'une dizaine de μ et doués de mouvements énergiques.

Ce sont les embryons de la *Filaria Bancrofti*, hématode parasite du système lymphatique qui met ses embryons en liberté dans le sang (GUIART et GRIMBERT).

Ces notions sont certaines pour le diagnostic.

Il faut attribuer bien moins de valeur séméiologique aux constatations suivantes, beaucoup trop générales.

On accepte, en effet, que lorsque le sang est intimement mélangé à l'urine, ce sang est d'*origine rénale*. L'urine peut contenir, en outre, des caillots, petits caillots fibrineux, arrondis, provenant des bassinets, caillots cylindriques, conservant la forme des uretères et des cylindres hémorragiques provenant des tubuli. Elle peut renfermer encore des cylindres hyalins ou épithéliaux.

Quand l'hématurie est d'*origine vésicale*, elle contient des caillots volumineux; elle est souvent alcaline et purulente.

Nous sommes conduits, devant la très relative

valeur diagnostique que présente la seule présence du sang dans l'urine, à *l'analyse clinique du malade*.

Au lit du malade, le problème à résoudre est le suivant : il y a hématurie.

C) ***Quel est le département urinaire atteint? — Pourquoi est-il atteint? — Comment est-il atteint?*** — Éliminons d'abord les *hématuries traumatiques*.

Elles relèvent surtout de traumatismes chirurgicaux. Elles sont, en effet, rattachables à des violences venues de l'extérieur, telles que chutes, plaies, coups, lésions par coups de feu, par traumatismes divers. Le pissement de sang n'est pas spontané. Chacune de ces variétés d'hématuries relève de la chirurgie.

Éliminons encore les *urétrorragies*.

Avec Guyon, nous mettons hors de cause et nous rejetons du cadre des hématuries tout écoulement sanguin ayant son point de départ en avant du muscle de Wilson.

Cet écoulement est une urétrorragie. Le sang s'écoule goutte à goutte, et en dehors de la miction, par le méat.

Faites uriner le malade. Le premier jet est seul modifié dans sa coloration.

C'est bien une urétrorragie consécutive à une urétrite intense, à une rupture de la corde, à une urétrotomie interne, à une rupture de l'urètre après une chute, à la déchirure de l'urètre par un corps étranger, un calcul volumineux.

En arrière du sphincter, toute lésion urétrale se comporte, au point de vue de l'hématurie, comme une lésion de la vessie elle-même. Et alors le sang n'apparaît qu'à propos de l'expulsion de l'urine.

L'urétrorragie n'est donc pas une hématurie. L'hématurie reste bien le pissement du sang par un malade au moment des mictions.

L'épreuve des trois verres a quelque valeur clinique. Elle n'est pas infaillible. Il faut la conserver, avec sa valeur relative, qui indique le point lésé et fournit des présomptions pour la nature de la lésion.

Faites donc uriner votre hématurique dans trois verres : dans le premier, le premier jet; dans le second, la partie moyenne de la miction; dans le dernier, la fin de la miction.

1° Le sang se montre seulement *au début* de la miction. L'hématurie est dite *initiale*.

Voyez si le malade n'a pas une urétrorragie. L'écoulement sanglant se fait alors dans l'urètre antérieur. Le plus souvent, il y aura quelques gouttes de sang dans l'intervalle des mictions. La question sera facilement jugée.

Voyez si le malade n'a pas un corps étranger dans l'urètre. Mais là encore la projection hors du canal d'un objet tranchant et coupant, la recherche positive et l'expulsion du corps anormal vous permettront le diagnostic.

Recherchez, par le toucher rectal fréquent et minutieux, si la prostate de votre malade n'est pas hypertrophiée en bloc ou par parcelles. Essayez de préciser si cette hypertrophie est simple, scléreuse, créée par la vieillesse ou la sénilité anticipée, si elle n'est pas de nature *tuberculeuse, gonococcique, cancéreuse*.

Pensez, chez le vieillard, devant l'hémorragie initiale spontanée, à la carcinose prostato-pelvienne.

N'oubliez pas que l'hypertrophie congestive, chez des malades soumis aux cathétérismes, peut donner naissance à l'hématurie initiale.

2° Le sang persiste pendant *toute la durée* de la miction. C'est l'*hématurie totale.*

Devant ce liquide, uniformément coloré, rien ne vous indique quel est, des trois organes, rein, vessie, partie profonde de l'urètre et prostate, celui qui saigne.

Demandez les éléments du diagnostic localisateur de la source du sang : à l'examen anatomique des urines; — à l'étude des conditions dans lesquelles se font les mictions; — à l'examen des influences qui produisent ou modèrent l'écoulement de sang; — à la constatation de la fréquence et de la durée des hématuries; — à la recherche de symptômes généraux et locaux concomitants; — à l'examen direct des organes.

Si l'urine est plus colorée dans le dernier verre, tout en étant hématurique dans les trois verres, il y a probabilité qu'il s'agit d'une *lésion vésicale.* Pratiquez le cathétérisme avec une sonde molle, peu volumineuse : les dernières gouttes qui passeront, ou celles qui resteront dans la sonde retirée, seront colorées, rutilantes peut-être, à peine teintées quelquefois. L'examen spectroscopique vous fixera.

Si l'urine est uniformément colorée et si le mélange est intime, songez tout de suite à une *lésion rénale*: les tumeurs, les néoplasmes, les congestions, soit à la période initiale. soit à la période de terminaison, présentent fréquemment le symptôme hématurie. Suivant la nature du néoplasme ou de la lésion, le diagnostic peut être établi.

3° Le sang n'apparaît qu'à la fin de la miction. L'*hématurie est alors terminale.*

Dans la majorité des cas, ce sont des gouttes de sang qui sont expulsées.

Ces gouttes peuvent être sanglantes, recueillies

sur un papier par le malade, sanguinolentes, sous forme de stries, mélangées à des pelotons et à des filaments d'apparence muqueuse.

Cette hématurie terminale se rencontre dans les lésions de la vessie, dans *les cystites*, cystites aiguës ou subaiguës. Arrivez au diagnostic en vous enquérant de la fréquence des mictions, des douleurs qui l'accompagnent. Songez à la *cystite tuberculeuse* si les douleurs sont excessives; à la *cystite calculeuse* si les douleurs sont provoquées par les marches, l'équitation, le mouvement, les courses en voiture; à la *cystite cancéreuse* si l'hématurie survient chez un malade anémié, exsangue, blafard, avec adénopathies multiples.

J'ai vu, chez un malade de l'Hôpital général, une hématurie abondante, terminale, relever d'une tuberculose du rein gauche, tuberculose caractérisée par une caverne volumineuse dans laquelle s'était ouverte une artère importante.

Guyon et Albarran ont, du reste, mis hors de doute la possibilité de l'hématurie terminale dans le cas de tumeurs du rein.

Les rapports de l'hématurie avec les différents temps de la miction sont donc importants.

D) Voici des malades nerveux, diathésiques, névropathes, qui, à la suite d'une émotion, d'un simple refroidissement, sans douleurs locales, sans retentissement sur l'état général, présentent des hématuries.

Ce sont les *hématuries essentielles, névropathiques*, qui guérissent par la cure térébenthinée, la quinine et l'hydrothérapie.

E) Voici des malades qui ont présenté des *coli-*

ques *néphrétiques*, qui souffrent des reins, souffrance exaspérée par la marche, le cahot, le mouvement : c'est une hématurie due à la *lithiase rénale*, par calculs oxaliques et phosphatiques.

F) Le pissement de sang peut être rencontré au cours d'une *affection infectieuse aiguë, générale*, fièvre typhoïde, purpura, variole, scarlatine, pyohémie puerpérale, ou d'une localisation rénale d'une *toxi-infection* (néphrites hémorragiques).

G) Ceux-ci, sans douleur, pissent du sang d'une façon irrégulière et intermittente, ils présentent un varicocèle unilatéral, le ventre est ballonné d'un seul côté, qui, à la pression et à la palpation, est le siège d'une douleur sourde : c'est une hématurie due *au cancer du rein*.

H) Ceux-ci, sans douleur, jeunes, pissent du sang, et l'hématurie ne se reproduit pas de longtemps.

Adultes, ils ont encore quelques hématuries espacées, mais l'état général s'est modifié, a fléchi, et la bacillose de Koch a évolué. Ces malades sont des *tuberculeux rénaux* et, chez eux, l'hématurie initiale de l'enfance ou de l'adolescence peut être un signe de congestion du début de la bacillose rénale, ou, à l'âge adulte et après de nombreuses hématuries, elle traduit le stade avancé de fonte caséeuse avec cavernes.

I) Ceux-ci, enfin, sont des *néphrétiques* : ils ont tous les signes de la néphrite urémique avec l'hypertension artérielle et le bruit de galop, avec les œdèmes et les hydropisies.

Éléments étiologiques. — HÉMATURIES TRAUMA-
TIQUES. — Lorsqu'elles sont de cause externe, elles
sont réalisées à la suite de contusions de la région
lombaire, de fractures du pubis, de déchirures de
l'urètre, de fausses routes, de cathétérismes
maladroits....

Lorsqu'elles sont de cause interne, c'est un
calcul de l'urètre, de la vessie, du bassinet, du
rein qui les fait naître.

Quand, dans l'hypertrophie prostatique, il y a
rétention d'urine et que l'évacuation de celle-ci est
trop rapide, ou qu'il y a un fort engorgement du
plexus veineux, on peut voir apparaître l'hématurie.

HÉMATURIES TOXI-INFECTIEUSES. — *Canaliculaires,*
ces toxi-infections provoquent surtout des hémorragies urétrales et vésicales.

Aussi les rencontre-t-on au cours des urétrites
antérieures, des urétrites postérieures, des prostatites, des hypertrophies de la prostate, des cystites
banales, des cystites tuberculeuses, du cancer et de
la tuberculose de la prostate, des tumeurs héni-
gnes et malignes de la vessie, du cancer et de la
tuberculose du rein.

D'origine endogène, sanguine, les toxi-infections
produisent plus aisément l'hématurie rénale. C'est
ainsi que celles-ci se rencontrent au cours des toxi-
infections hémorragiques, telles que : fièvre typhoïde
hémorragique, fièvres éruptives, ictère grave, in-
toxications phosphorée, cantharidienne, du purpura, de la fièvre jaune, de la peste, de l'hémophilie,
de la leucocythémie.

Une place à part doit être faite au *Distoma Hæmatobium,* ver de l'Égypte et du Brésil, à la *filaire,* à
l'*échinocoque,* qui peuvent donner naissance aux
hématuries rénales ou vésicales.

I. — THÉRAPEUTIQUE

1° *Indications tirées des éléments symptomatiques.* — Mettez le malade au repos ; faites prendre des lavements chauds matin et soir, lavements additionnés de laudanum, XV à XX gouttes, d'hydrate de chloral, de teinture de belladone, de jusquiame, de cocaïne, si l'hématurie est douloureuse.

Diète relative, un litre d'eau coupé de lait dans les 24 heures.

Si l'hématurie persiste, donnez une potion au chlorure de calcium ou à l'ergotine, faites une injection sous-cutanée de 50 à 100 centimètres cubes de sérum gélatiné (chlorure de sodium 7 gr., gélatine 25 gr., eau distillée 1000 gr.), après plusieurs stérilisations à l'autoclave sous pression de 100 à 110°.

A) INDICATIONS A REMPLIR DANS LES HÉMATURIES URÉTRALES. — Que l'hématurie soit produite par une fausse route, c'est-à-dire du dedans en dehors par un instrument engagé dans l'urètre et poussé d'une façon trop vive ou maladroite, que l'hématurie soit produite par un traumatisme agissant de dehors en dedans, sans provoquer de solution de continuité des téguments, abstenez-vous de toute manœuvre explorative du côté du canal : *pas de sondage.*

Appliquez de la glace sur le périnée ; immobilisez votre malade.

Si la miction se fait de manière spontanée, quoique douloureuse, abstenez-vous de tout traitement trop actif : donnez des antiseptiques internes, du salol, de l'urotropine, et au bout de trois semaines, passez des béniqués et dilatez le canal.

Si la miction est impossible, ponctionnez la vessie, autant de fois qu'il sera nécessaire : la ponction en sera plus facile que le cathétérisme et plus inoffensive (MARION).

Mais confiez le plus tôt votre malade au chirurgien qui évacuera le foyer sanguin, et pratiquera l'urétrotomie externe.

L'hématurie blennorragique confond son traitement avec celui de l'urétrite blennorragique.

B) INDICATIONS A REMPLIR DANS LES HÉMATURIES VÉSICALES. — Chez le vieillard, l'*hypertrophie prostatique* est fréquemment cause d'hématurie. Évacuez la vessie avec des précautions minutieuses d'asepsie, et *évacuez-la très lentement*, pour ne pas produire une hémorragie des plexus veineux congestionnés, hémorragie a vacuo.

Si des caillots abondants sont soupçonnés, introduisez une sonde métallique de gros calibre et dissociez les caillots à l'aide de lavages de la vessie avec de l'eau salée à 7 pour 1000. BAZY injecte dans la vessie 10 à 15 centimètres cubes de l'émulsion :

Antipyrine	5 à 10 grammes.
Goménol	10 —
Huile stérilisée	100 —

Le malade s'arrête d'uriner dès que l'huile apparaît dans le vase, de façon à réaliser avec l'huile restante un pansement permanent. Cette injection est renouvelée tous les jours ou tous les 2 jours.

C'est la sonde à demeure qu'il faut placer. Si vous n'y réussissez pas et que l'hématurie persiste, conseillez la cystostomie.

J'ai l'habitude, dans mon service de l'Hôpital général, de mettre mes malades à la diète lactée, et au repos au lit. Je fais prendre deux lavements évacuants chauds, dans la position horizontale, suivis d'un petit lavement contenant du laudanum, de l'hydrate de chloral, du bromure.

J'assure de mon mieux l'asepsie interne par une association de quinine et de salol, ou d'urotropine et d'helmithol.

Les solutions à l'hamamelis, à l'ergotine, au chlorure de calcium ne m'ont jamais donné de résultats excellents chez les vieillards.

Les injections sous-cutanées d'ergotine et d'hémostatiques gélatineux sont contre-indiquées en raison des modifications qu'elles apportent à la tension artérielle.

Lorsque la phase aiguë sera passée, on donnera à l'intérieur du salol en cachets, de 1 à 4 grammes ; de l'urotropine, de 1 à 4 grammes, par fractions de 30 centigrammes ; de l'helmithol de 4 à 8 grammes.

On donnera *les balsamiques*, absolument *contre-indiqués à la phase aiguë* : santal (1 gramme en capsules), térébenthine (1 gramme en capsules), terpine (50 centigrammes en pilules de 10 centigrammes), le goudron (50 centigrammes en pilules), la tisane de buchu (60 grammes par litre en décoction).

Pilules :

> Térébenthine de Venise . . . . . } ãã 0 gr. 10
> Extrait de quinquina . . . . . }
> Magnésie calcinée Q. S.
>
> Pour une pilule. — 4 à 6 par jour.

Pilules :

> Benzoate de soude . . . . }
> Térébenthine de Venise . . . . . } ãã 0 gr. 10
> Goudron de Norvège . . . . . . }
>
> Pour une pilule. — 6 à 8 par jour.

A l'état aigu, il faut proscrire les lavages de la vessie d'une façon absolue. Les instillations de nitrate d'argent, de protargol, de collargol seront même contre-indiquées. Ce n'est qu'à la phase chronique que les lavages et les instillations pourront être tolérés.

Guyon recommande comme hémostatique local les solutions antipyrinées à 1 et 20 pour 100.

Chaque variété de *cystite* comporte un traitement particulier : nitrate d'argent dans la cystite blennorragique, gomênol, gaïacol, iodoforme dans la cystite tuberculeuse.

Si les hématuries persistent, quand la cystite est devenue chronique, il ne faut pas s'attarder aux traitements médicaux ; c'est l'intervention directe qui est de mise pour pratiquer des cautérisations d'ulcérations, de végétations, de polypes. C'est le traitement chirurgical.

Voici un malade qui urine du sang, à la suite de vives douleurs dans les reins, après une marche, de la fatigue physique, un voyage en chemin de fer ; ces douleurs irradient le long de l'uretère, vers l'urètre, à l'extrémité antérieure, dans le gland et dans le rectum ; elles sont accompagnées de vomissements : il s'agit *d'une colique néphrétique* et c'est le calcul qui, déchirant l'urètre et la vessie, a provoqué l'hématurie.

Calmez la douleur par les opiacés : injectez un 1/2 centigramme de morphine, placez des suppositoires calmants à la belladone, à la jusquiame, à la cocaïne. Réduisez l'apport des liquides.

Contre *le cancer de la vessie*, la médication est purement symptomatique.

Les hématuries cancéreuses seront traitées par

des lavages de la vessie avec une solution d'antipyrine à 4 pour 100.

S'il y a des caillots qui ne peuvent sortir spontanément, on les évacuera au moyen de la sonde évacuatrice, de la lithotritie, en s'aidant au besoin de l'aspiration.

On ordonnera en même temps une potion avec 4 grammes de chlorure de calcium, à prendre dans la journée.

Enfin, si l'hématurie persistant, la vie du malade était en danger, l'intervention chirurgicale serait tentée.

C) INDICATION A REMPLIR DANS LES HÉMATURIES RÉNALES. — Dans un cas d'*hématurie essentielle*, DIEULAFOY guérit son malade par la cure térébenthinée : 6, 8, 10, 12 capsules de térébenthine par jour.

LANCEREAUX recommande le sulfate de quinine et l'hydrothérapie.

La *contusion rénale légère* peut à la rigueur s'accommoder du repos, de piqûres de morphine à faible dose, de ventouses scarifiées sur la région rénale, de compression de la région lombaire au moyen d'une bande de flanelle qui, garnie d'ouate, remplira un rôle hémostatique (HUCHARD et FIESSINGER).

La lésion du rein qui succède à une contusion, quelquefois bien légère, provoque une *hémorragie*. Le plus souvent l'hématurie et la douleur rénale sont les seules manifestations de la contusion du rein.

L'hémorragie peut être grave. Elle se fait dans le péritoine, et alors elle se manifeste par les signes de l'hémorragie interne avec, quelquefois, production de matité dans les parties déclives de l'abdomen.... *L'hémorragie est donc le danger avec lequel il faut compter* (MARION).

On recommandera l'immobilité dans la position horizontale : on immobilisera donc le côté par un bandage de corps ouaté serré. De la glace sur le flanc peut quelquefois soulager les douleurs.

On pourra, d'autre part, essayer de modérer l'hémorragie par une injection de sérum antidiphtéritique.

En même temps, il sera bon de faire boire les malades pour favoriser la sécrétion urinaire et diluer le sang, afin d'éviter autant que possible la formation de caillots dans le bassinet et l'uretère. Pas de morphine. Et l'on attendra en surveillant soigneusement le pouls, l'état général, l'abdomen et le flanc du côté lésé.

Or, de deux choses l'une : ou bien, rien d'anormal ne va se manifester, et sous l'influence du traitement médical, le malade va petit à petit se remettre de son traumatisme, l'hématurie diminuant progressivement, il va guérir tout au moins momentanément ; ou bien, des modifications vont apparaître du côté du pouls, de l'abdomen, du flanc, qui vont conduire à une intervention chirurgicale ; — hémorragie grave et abondante, anurie, suppuration rapide des hématomes rénaux et périrénaux (Marion).

Les *hématuries du rein mobile* sont presque toujour accompagnées de pyurie ; elles sont d'une grande bénignité. Elles exigent le repos absolu, la réduction des boissons, le port d'une ceinture, *ban dage de* Guyon, *de* Tuffier, *sangle de* Glénard, *ceinture abdominale, caleçons.*

L'*hématurie de la lithiase rénale* est plus bruyante que dangereuse : le repos, le régime lacté, quelques diurétiques, quelques grammes de chlorure de calcium et une solution d'ergotine sont suffisants pour la guérir.

2° *Indications tirées des éléments étiologiques.* — Nous venons d'exposer le traitement des hématuries urétrales, vésicales, rénales.

Les *hématuries toxi-infectieuses canaliculaires* comportent le traitement des syndromes qui les tiennent sous leur dépendance : urétrites, prostatites, cystites, tumeurs spécifiques ou banales.

Médicalement, ce n'est guère que la médication symptomatique antihémostatique qui sera de mise.

Il en sera de même pour les hématuries des toxi-infections sanguines. C'est la médication hémostatique qui leur sera opposée.

Dans l'*hémophilie*, le sulfate de soude, le sulfate de quinine, le chlorure de calcium, les injections hypodermiques de sérum gélatiné, les injections intra-veineuses de sérum de sang frais d'homme, de cheval, de lapin, de sérum antidiphtéritique, ont chacune des succès.

Dans un cas de *purpura hémorragique*, Dieulafoy obtint de bons effets de l'adrénaline : XX gouttes de la solution à 1 pour mille.

Les hémorragies de la *leucémie* seront combattues par le chlorure de calcium, la liqueur de Fowler, la radiothérapie.

Les *cystites hémorragiques, tuberculeuses, blennorragiques, calculeuses, infectieuses, cantharidiennes* sont justiciables d'un même traitement.

Les indications sont les suivantes : calmer la douleur; diminuer l'état congestif de la vessie; aseptiser les urines et les rendre moins nocives pour la vessie.

Les *douleurs* seront calmées par les compresses chaudes laudanisées appliquées sur l'hypogastre.

par les lavements chauds matin et soir, les lavements laudanisés (XV à XX gouttes de laudanum)
par les suppositoires. Si le ténesme est trop violent,
faites une injection de morphine, de pantopon, de
sédol.

Lavements :

Antipyrine	2 à 4 grammes.
Laudanum	X à XV gouttes.
Eau.	60 grammes.

Lavements :

Hydrate de chloral.	5 grammes.
Jaune d'œuf.	No I.
Lait.	50 grammes.
Eau.	50 grammes.

Suppositoire :

Extrait de belladone	
— d'opium	ãã 0 gr. 01
— de jusquiame	(un centigr.)
Beurre de cacao.	3 grammes.

*L'état congestif de la vessie et des organes pel-
viens* sera combattu par le repos au lit, ou tout au
moins le repos à la chambre, par les bains de siège
et de préférence par les grands bains.

On donnera au malade des purgatifs salins ou
des drastiques, de grands lavements, pour éviter la
constipation, toujours dangereuse.

Le malade évitera toute fatigue, tout refroidissement, toute excitation génésique; il s'abstiendra
d'aliments et de boissons excitants, de mets épicés,
de sauces relevées, de gibier, de café, d'alcool.

Pour rendre les urines moins irritantes, on
mettra le malade au régime lacté, on donnera des

tisanes diurétiques (chiendent, queues de cerise, réglisse, orge, stigmates de maïs, graine de lin).

Si les urines sont hyperacides, on donnera des alcalins, du bicarbonate de soude, du benzoate de soude, du salicylate de soude, avec des tisanes diurétiques ou des eaux légèrement alcalines et diurétiques.

Benzoate de soude . . . . . . 10 grammes.
Salicylate de soude. . . . . . 30 —
Pour 30 cachets. — 3 cachets par jour.

Prescrivez les eaux de Vichy, de Pougues, de Vals, de Vittel, de Contrexéville, d'Aulus.

Si les urines sont alcalines et ammoniacales, l'acide benzoïque, l'urotropine rendront des services.

70731. — Imp. Lahure, 9, rue de Fleurus, Paris.

A. POINAT, Éditeur, 21, rue Cassette, PARIS (VIᵉ).

A. POINAT. Éditeur. 21, rue Cassette, PARIS (VIᵉ).

LE
JOURNAL MÉDICAL
FRANÇAIS

RÉDACTEUR EN CHEF : J. CASTAIGNE
PROFESSEUR AGRÉGÉ A LA FACULTÉ DE MÉDECINE DE PARIS
MÉDECIN DE L'HOPITAL DE LA CHARITÉ

ABONNEMENTS
France et Colonies un an. 15 fr.
Étranger, un an......... 18 fr.

Le numéro : 1 fr. 50

ADMINISTRATION :
A. POINAT, Éditeur, 21, rue Cassette, PARIS
Téléphone: Fleurus 16-20. - Chèques postaux : Nᵒ 1383 A Paris
Adresser toute la correspondance (Rédaction, Administration, Publicité)
à M. A. POINAT, éditeur, 21, rue Cassette, Paris (VIᵉ).

ABONNEMENTS
Les abonnements partent du 1ᵉʳ de chaque mois.
Toute demande d'abonnement doit être accompagnée de son montant (mandat-poste, billets de banque, chèque ou timbres-poste français).

La médecine se modifie avec une grande rapidité: à chaque instant paraissent dans les revues et dans les journaux des travaux et des articles qui transforment, souvent de fond en comble, les notions jusque-là classiques sur tel ou tel point de pathologie, de chirurgie ou de thérapeutique. Aussi qu'arrive-t-il ? Un traité de médecine acheté dans toute sa nouveauté est déjà erroné sur quelques points, incomplet sur beaucoup d'autres, six mois ou un an après. Sans doute on peut se procurer les articles qui ont modifié les notions courantes, mais ils sont disséminés dans toute une série de publications et, pour les réunir, il faut faire œuvre de bibliographe, ce qui n'est permis qu'à bien peu de médecins.

Il a semblé à la Direction scientifique du *Journal médical-français*, qu'une telle lacune pouvait être comblée par un journal qui, chaque mois, serait consacré à la mise au point d'une question d'actualité, et tel est le programme qui a été adopté. Douze années de succès l'ont consacré.

Chaque numéro de ce journal traite exclusivement une seule et même question, pour laquelle un ensemble de travaux récents nécessite une mise au point. Pour ce faire, il est demandé aux auteurs les plus spécialisés sur la question, une série d'articles parmi lesquels il y a toujours une Revue critique consacrée à l'étude clinique de la question et une autre consacrée aux nouvelles méthodes de thérapeutique. Dans ces articles, l'auteur ne se contente pas d'exposer les travaux récents, mais il les apprécie au point de vue de la pratique courante. Il est désirable, en effet, qu'après avoir lu les Revues publiées dans ce journal le praticien puisse non seulement connaître quels travaux ont été publiés sur la question, mais surtout et avant tout quelle utilité découle pour lui de ces travaux, au double point de vue clinique et thérapeutique. Tel est le programme du *Journal médical français*, qui constitue pour le médecin français une sorte de supplément mensuel à nos traités de médecine et de thérapeutique qui vieillissent trop vite parce que, fort heureusement, la science progresse.

Grâce à ce journal, le médecin peut se tenir au courant des progrès de la médecine qui sont exposés par ceux-là mêmes qui y ont contribué, et commentés de telle façon qu'il puisse en tirer facilement les conclusions importantes pour sa pratique de tous les jours.

PRIX D'ABONNEMENT ANNUEL (12 numéros)

France et Colonies .....   15 francs. | Étranger, un an...... 18 francs.
Les abonnements partent du 1ᵉʳ de chaque mois.
Les abonnements sont reçus dans tous les bureaux de poste.

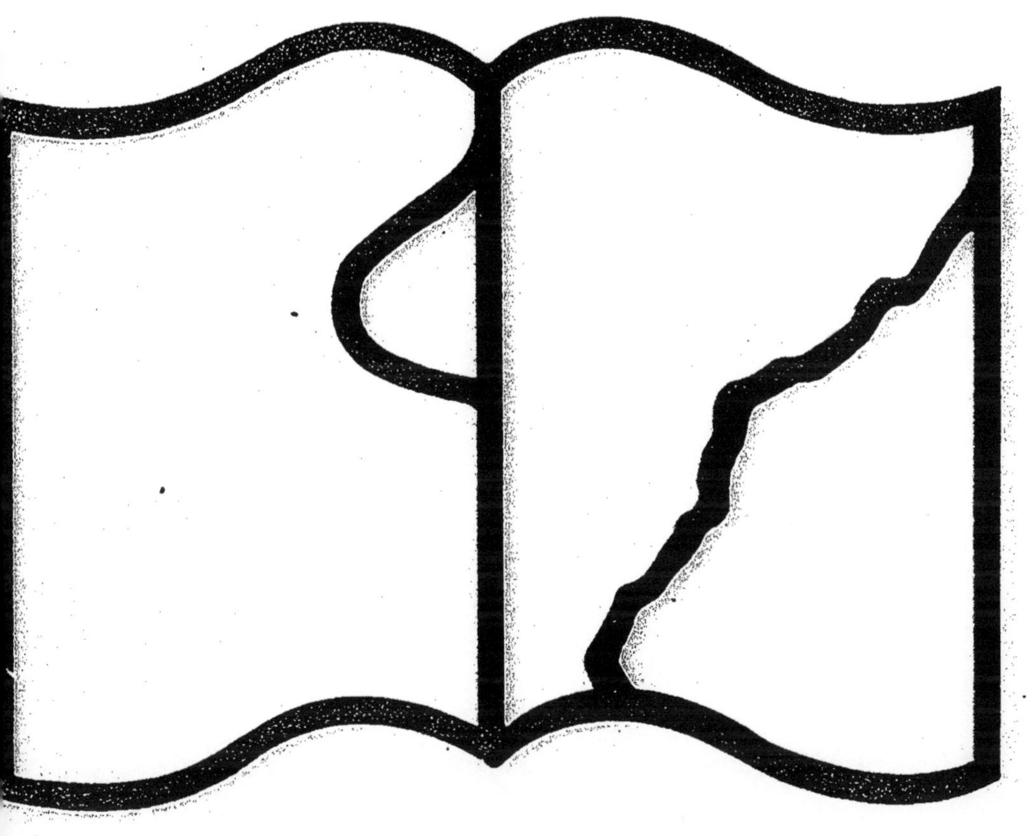

Texte détérioré — reliure défectueuse

NF Z 43-120-11